RÉGIME A SUIVRE

PENDANT

LE TRAITEMENT

HOMŒOPATHIQUE

DES

MALADIES AIGUES ET CHRONIQUES.

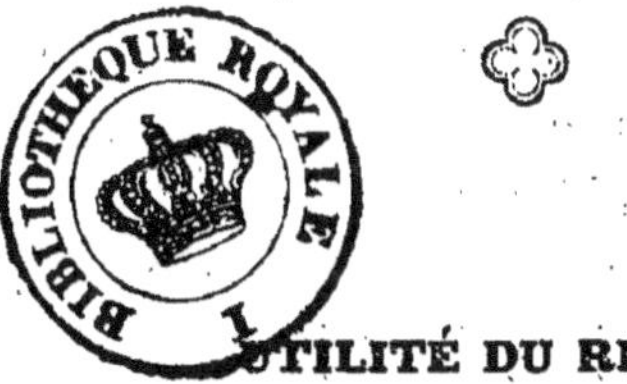

UTILITÉ DU RÉGIME.
PRINCIPES SUR LESQUELS IL EST FONDÉ.

En fesant strictement observer les lois de l'hygiène pendant le traitement des maladies, l'homœopathie évite, enlève une foule d'obstacles, et rend la guérison plus facile, plus prompte et plus sûre ; car si ce n'est pas le régime, quelque sévère et bien observé qu'il soit, qui guérit, il est du moins essentiel, indispensable même pour parvenir à ce but, en ce qu'il éloigne les influences pernicieuses, ainsi que ce qui peut modifier, altérer ou annuler l'effet des remèdes.

Les forces seules de l'organisme sain peuvent parfois résister à quelque écart de régime, ou rétablir de légers dérangements ; mais toute impression, toute influence extérieure, la plus légère déviation des règles de l'hygiène agissent bien plus vivement et nuisent bien davantage au corps malade, parce qu'il est alors bien plus susceptible, et qu'il ne peut leur opposer une réaction suffisante. Aussi une foule de maladies ne reconnaissent pour cause qu'un défaut de régime, et un grand nombre ne peuvent guérir que parce qu'on n'observe pas toutes les précautions nécessaires pendant leur traitement. Le médecin homœopahte met beaucoup plus de soins dans ses prescriptious diététiques, non seulement par cette raison, mais encore à cause de l'extrême exiguité de la dose des remèdes qu'il emploie, dont l'effet pourrait être troublé par la moindre influence.

La diète que l'homœpathie ordonne, est fondée sur les lois immuables de la nature, conséquemment sur l'estimation précise du remède et l'éloignement strict de ce qui pourrait nuire à son action, ainsi que sur la connaissance exacte de toutes les substances alimentaires et des principes qui les composent. Il est, je crois, nécessaire de fixer les idées sur ce que l'on doit entendre par *remède* et par *aliment* avec plus de précision qu'on ne l'a fait encore jusqu'à ce jour.

DES REMÈDES, DES ALIMENTS ET DES SUBSTANCES INTERMÉDIAIRES.

Les remèdes sont des productions de la nature, pourvues de principes actifs dont les effets sur le corps, parfaitement connus des médecins homœopathes, sont, à peu d'exceptions près, toujours les mêmes, et qui ont la faculté de produire dans l'organisme des phénomènes plus ou moins remarquables, c'est-à-dire de changer dans l'homme sain, l'état de santé en celui de maladie, et dans l'homme malade, l'état de maladie en celui de santé.

Les aliments, au contraire, sont des substances plus ou moins homogènes qui, ne contenant que des principes nutritifs, ne sont pas susceptibles de désaccorder l'organisme, ou qui ne peuvent ni rappeler la santé, ni produire la maladie.

Comme la nature ne passe que par des transitions douces d'un produit à une autre, il y a une foule de substances entre les aliments et les remèdes qui ne sont précisément ni l'un ni l'autre, c'est-à-dire dans lesquelles l'aliment n'est point pur, mais uni à un principe actif, à une sorte de force médicale et dont on doit rigoureusement s'abstenir pendant le traitement des maladies tant aiguës que chroniques : telles sont le persil, le radis, le raifort, l'ognon, l'ail, le cerfeuil, etc. Ces substances et autres semblables occasionent le plus souvent, surtout si l'on en mange beaucoup, diverses incommodités, comme renvois, maux de cœur, maux d'estomac, gonflement du ventre, flatuosités, ardeurs d'urine, ténesmes, hémorrhoïdes, irritations nerveuses, etc.

Ces espèces de comestibles, qui contiennent quelques principes médicamenteux dont on peut cependant quelquefois profiter pour la guérison de certaines maladies, forment la transition entre les aliments proprement dits et ces substances nombreuses que fournissent les trois règnes de la nature, contenant peu ou point de sucs nourriciers, mais qui possèdent des vertus médicales plus ou moins actives et qu'on appelle *remèdes*.

Parmi les remèdes homœopathiques figurent, outre une partie des substances que l'ancienne médecine emploie dans le but de guérir, celles que le luxe a introduites pour irriter le palais et exciter l'appétit, comme la plupart des épices, le poivre, le gingembre, les clous de girofle, la noix muscade, la canelle, le café, le thé, etc. Dans l'usage abusif qu'on en fait maintenant, ce n'est que par une longue habitude que ces choses perdent, mais seulement en partie, leur influence sur l'organisme, qui le plus souvent en éprouve des dérangemedts plus ou moins sensibles.

RAISONS QUI JUSTIFIENT LA SÉVÉRITÉ DU RÉGIME.

Si les effets des remèdes employés, même à des doses élevées, comme on le fait par les procédés allopathiques, où une plus grande liberté dans le régime est permise, sont altérés, troublés, diminués ou tout-à-fait détruits, comme on le voit souvent, par l'usage toléré de ces substances actives, les remèdes spécifiques homœopathiques, à raison encore de l'extrême petitesse des doses auxquelles on les administre, exigent impérieusement l'éloignement de tout ce qui peut avoir la moindre action sur l'organisme et une plus stricte observance des règles de l'hygiène, et ce n'est qu'en remplissant très exactement cette condition que le médecin peut compter sur le succès de ses traitements.

La détermination précise du régime dépend de l'espèce de maladie, quelquefois de sa cause, du tempérament, des habitudes du malade, et de l'action propre du remède à employer.

LE MALADE NE DOIT ABSOLUMENT RIEN FAIRE QUE CE QUE PRESCRIT LE MÉDECIN.

Souvent les malades prennent, suivant leur caprice, d'après le conseil des gardes ou de leur entourage, outre les remèdes ordonnés par le médecin, diverses boissons, ou emploient d'autres moyens qu'ils appellent simples, et auxquels conséquemment ils n'attachent pas une bien grande importance. Ils en usent néanmoins dans l'intention de calmer quelques symptômes fatigants, d'obvier à quelques légères incommodités ou pour un but auquel on suppose avec plus ou moins de raison que les autres remèdes ne pourront atteindre. Mais il n'en est point ainsi en homœopathie, où le remède, bien choisi, répond toujours, sinon à la totalité, du moins à la grande majorité des symptômes. Il est donc absolument nécessaire que le malade ne fasse littéralement rien que ce que le médecin prescrit; aussi se gardera-t-il soigneusement de prendre quelque infusion que ce puisse être, de sentir la moindre odeur, de faire aucune lotion ou application quelconque, non seulement parce que l'expérience prouve que ces moyens ne peuvent procurer aucun soulagement, mais surtout parce qu'ils changeraient ou détruiraient l'effet du remède; et le médecin, ainsi que le malade, serait trompé dans son attente.

Ces infractions au régime, même involontaires, sont plus fréquentes chez les personnes d'une certaine classe, par l'usage généralement répandu des cosmétiques, des eaux de senteur, des poudres dentifrices, des parfums de tout genre, des huiles éthérées essentielles, etc., contenant des principes médicamenteux très actifs dont l'odeur, quelquefois nuisible aux personnes en santé, ne peut manquer d'aggraver certaines maladies, et de troubler l'action de tous les remèdes homœopathiques.

On se gardera également de prendre des bains de siége, bains de pieds, lavements; de faire des frictions, des onctions, aucune application quelconque; d'employer un moyen extérieur quel qu'il puisse être sans l'avis du médecin.

ALIMENTS ET BOISSONS DÉFENDUS.

Il faut surtout faire un choix convenable des aliments puisqu'il y en a beaucoup qui, contenant peu de sucs nourriciers ou possédant quelques vertus médicales, ne peuvent convenir aux malades, tels que, par exemple, parmi les viandes : la chair des animaux trop jeunes ou trop gras, le veau, l'agneau, le cochon, l'oie, le canard, la venaison trop faite, plusieurs espèces de poisson, les écrevisses, les huitres, les anchois, le ton, le hareng, et en général toute espèce de poisson sec ou mariné, et de viande rance ou salée.

Parmi les légumes, tels sont ceux que j'ai désignés plus haut (page 3) ainsi que l'asperge, le céleri, le chou cabus, les fèves et autres légumes secs.

Toute herbe d'une odeur forte et aromatique ou d'un goût trop acide : le cresson, l'oseille, la chicorée amère, le pourpier, les feuilles de laurier, de laurelle, le thym, le romarin, etc.

Certaines semences et autres substances indigènes ou exotiques dont on se sert pour assaisonner les aliments, comme le cumin, le fenouil, l'anis, la moutarde, le piment, le poivre, le gingembre, le clou de girofle, la noix muscade, les feuilles et fleurs d'oranger, le safran, la vanille, l'angélique, etc.

On s'interdira également l'usage des truffes noires, des champignons, des olives, des capres, des cornichons, de toute espèce de fromages vieux, de la conserve de genièvre, de la melasse, du miel, etc.

Tous les fruits acerbes, trop acides ou qui ne sont pas parvenus à une parfaite maturité ne peuvent être que nuisibles ; aussi s'abstiendra-t-on des griotes rouges, des mérises, des coins, des groseilles, et généralement de tout fruit non greffé et de mauvaise qualité.

Il faut aussi soigneusement éviter l'usage de toutes les boissons échauffantes, qui ont nécessairement sur la santé et l'effet des remèdes une influence fâcheuse, telles que l'eau-de-vie, le bichof, le punch, les vins chauds et les liqueurs de toute espèce, le café, le thé de Chine et de Suisse, toute infusion de menthe, de sureau, de camomille, de melise, de valériane, de fleurs béchiques pectorales, vulnéraires, toute décoction, tisanes, eaux minérales ou médicinales quelconque, et, dans la plupart des cas, s'abstenir du vinaigre et autres acides, tant minéraux que végétaux, non seulement très nuisibles dans certaines maladies, mais qui sont encore les antidotes de beaucoup de remèdes.

ALIMENTS ET BOISSONS PERMIS.

Malgré toutes ces restrictions, il reste encore aux malades un grand nombre d'aliments et de boissons à choisir. Parmi les substances animales on doit compter le bœuf, le mouton, le poulet, le coq-d'Inde, le pigeon, et autres volailles de basse-cour, les grenouilles, le gibier, tous les poissons d'eau douce, excepté l'anguille, et quelques poissons de mer, les œufs à la coque, mais non durs, ni cuits sur le plat ; le beurre, le fromage et toute espèce de laitage.

Les aliments végétaux, bien plus nombreux, permettent aux malades un choix encore plus varié : parmi les légumes, les plus convenables sont : l'épinard, les pois verts, les haricots verts, les chous-fleurs, les chous frisés, les chous-raves, les raves, la poirée, la chicorée blanche, les carottes, les navets, la bette-rave, la pomme de terre, les légumes en gousse surtout frais, les grains de toute espèce, tels que le riz, le millet, les gruaux d'orge, d'avoine, de godelle, les farines de maïs, de froment, de seigle, les pâtes de Gènes, la semoule, la panure, les diverses fécules, celles de pomme de terre, l'amidon, le sagou, le salep, le tapioca, etc., les fruits, qui toujours doivent être bien murs et de bonne qualité ; les prunes, cerises douces, pommes, poires fondantes, nèfles, raisins, framboises, fraises, melon, pastèque, pêches, brugnons, figues, amandes, noix et noisettes, surtout fraîches ; tous ces fruits cuits ou confits, mais non préparés avec des aromates ni aucune épice. Les fruits crus ne se prendront jamais à jeun, ni dans l'intervalle des repas.

Les malades peuvent à leur choix manger du pain noir ou du blanc, pourvu qu'il soit pur, de bonne qualité, fait au moins de la veille, bien fermenté et bien cuit; pour beaucoup de personnes, le pain de seigle ou contenant du seigle est en général préférable au pain de froment, si toutefois elles le digèrent facilement, qu'elles ne soient point affectées de maladie aiguë, et qu'elles n'aient point de répugnance pour le pain bis, comme cela arrive quelquefois.

Les biscuits, les gâteaux, peuvent être permis, ainsi que la pâtisserie, lorsqu'elle n'est point trop grasse et qu'elle ne contient aucune substance de haut goût.

Le sucre n'a point d'effets désavantageux; le malade peut en prendre, mais en quantité modérée.

Parmi les boissons, la plus convenable, dans toute espèce de maladie, est l'eau de source courante, fraîche et limpide; après l'eau c'est le lait coupé qui offre le plus d'avantages.

Il y a une foule d'autres boissons préparées par l'art dont le malade peut faire usage, soit pour étancher sa soif, ou pour se nourrir en même temps, telles que la bierre blanche ou petite-bierre, les bouillons de viande, les décoctions de gruaux d'avoine, d'orge, de riz ou de froment, de salep, d'amidon, de fruits secs, tels que pommes, poires, prunes, figues, raisins, l'eau panée, le lait d'amende ou orgeat, en prenant bien garde qu'il n'y ait point d'amendes amères; du cacao un peu grillé et moulu bien fin, cuit dans de l'eau ou du lait, etc.

PRÉPARATION DES ALIMENTS ET BOISSONS.

La préparation des aliments demande aussi un soin particulier. La viande ne doit être ni trop faite ni trop cuite, parce qu'alors, dans le premier cas, elle devient nuisible, et qu'elle perd dans le second sa qualité nutritive et se digère moins bien. Mais les légumes secs surtout doivent être bien cuits et préalablement lavés ou macérés dans l'eau fraîche de source ou de rivière. Les plantes crues comme la laitue, la chicorée blanche, la mâche et autres espèces de salades douces ne peuvent être permises que lorsque la digestion en est facile, encore doivent-elles être toujours très peu assaisonnées. Il faut soigneusement recommander que les mets soient très peu apprêtés; qu'ils ne contiennent aucune substance de haut goût et qu'ils soient autant que possible préparés dans des vases de terre; car les métaux, tels que l'argent, le cuivre et le fer, peuvent donner aux aliments quelques principes toujours nuisibles et souvent dangereux, surtout s'ils y restent long-temps après leurs préparations; aussi dans le cas où il ne serait pas possible de se servir d'autres instruments, faut-il qu'on n'y laisse pas séjourner les mets, et qu'on les entretienne dans la plus grande propreté possible. Les mêmes précautions doivent être observées pour les boissons, soit à l'égard des substances dont on les compose, qui doivent toujours être simples, sans aromates, sans acides ni aucune substance active quelconque, que pour les vases dans lesquels on les prépare.

RÈGLES GÉNÉRALES RELATIVES A L'USAGE DES ALIMENTS, DES BOISSONS ET A L'EMPLOI DES REMÈDES.

Il sera bon que les repas du malade soient autant que possible composés en même temps d'aliments animaux et végétaux, excepté dans les maladies aiguës où l'on doit s'en tenir à ces derniers, ainsi que dans certains états de maladies caractérisées par une sorte de répugnance ou une aversion décidée pour la viande. Une sage modération est toujours nécessaire, car si l'excès est nuisible dans l'état de santé, il l'est à plus forte raison dans celui de maladie.

Les convalescents, surtout de maladies fébriles, feront bien, pour éviter les rechutes, de manger peu à la fois et plus souvent; du reste, les personnes raisonnables suivront en cela leur besoin. Il ne faut cependant pas satisfaire ces appétits déréglés, ou sorte de faim canine, car il en résulterait certainement des accidents plus ou moins graves.

Quant à la consistance et au temps du repas, il est de règle que l'on fasse, de sept à neuf heures, un déjeûné modéré, et du dîné, d'une heure à trois, le repas principal. Le soir, il ne faut pas manger beaucoup, ni trop près du moment de se coucher; mais en général, une heure ou deux auparavant.

Dans les maladies aiguës ou quelques aliments sont permis, le malade boira en mangeant de l'eau panée ou sucrée, la décoction de quelques graminées, du bouillon pur ou coupé, du sirop de framboises sans aromates, ou suivant les indications, quelqu'autre boisson que le médecin aura jugé convenable, et dans les affections chroniques; de la bierre blanche, de la bierre ordinaire de bonne qualité coupée avec la moitié d'eau, et même du vin étendu au moins des quatre cinquièmes d'eau, excepté les deux premiers jours qui suivront l'administration de certains remèdes.

Dans les affections chroniques, où l'abstinence est rarement indispensable, les malades devront néanmoins observer plus strictement le régime, et s'interdire l'usage de toute substance que le médecin aurait cru devoir tolérer, le jour où ils prendront le remède dont la durée d'action est toujours longue.

Quelques remèdes se donnent le soir; mais la plupart, le matin à jeûn. Dans certaines maladies aiguës, on les administre, lorsque le besoin l'exige, à quelque époque de la journée que ce soit. Dans tous les cas, chaque dose doit être prise à la fois, sèche et sans être délayée. Il faut autant que possible avoir l'estomac vide d'aliment et de boisson, et ne boire au plutôt qu'une heure après avoir pris le remède. Ce n'est qu'au moins deux heures après qu'on pourra prendre quelqu'aliment.

TOLÉRANCE QUELQUEFOIS NÉCESSAIRE.

Il est des cas où le médecin homœopathe peut permettre au malade un régime moins sévère, comme celui dans lequel le long usage d'une substance en aurait fait un impérieux besoin. Alors on pourrait toutefois, avec quelque restriction, la tolérer; car l'organisme s'habitue insensiblement à l'action de certaines boissons ou aliments qui finissent par n'avoir plus sur lui la moindre influence fâcheuse, et dont la privation n'est pas toujours sans inconvénients, surtout chez les personnes âgées.

Dans les maladies chroniques, le régime doit être beaucoup moins restreint que dans les maladies aiguës, qui, dans leur courte durée, exigent toujours une diète plus sévère et une plus grande abstinence; d'ailleurs, les remèdes antipsoriques que réclament les premiers sont bien moins aisément dérangés dans leur action que ceux qui conviennent aux seconds.

Ce que je dis ici relativement à une plus grande indulgence dans le régime pendant le traitement de certaines maladies, et chez certaines personnes, se rapporte surtout à l'usage journalier des épices, du café et du vin que nos habitudes sociales ont presque généralement répandu dans le monde; mais quant aux infusions, tisanes, de quelque nature qu'elles soient, et autres choses semblables, elles doivent toujours être sévèrement défendues.

DE L'USAGE DU TABAC.

L'usage du tabac à fumer et en poudre peut-être toléré chez les personnes, qui y sont habituées depuis long-temps, mais seulement dans le traitement des maladies chroniques, pourvu toutefois que l'on s'en abstienne pendant une heure ou davantage après avoir pris le remède, afin de lui donner le temps d'agir. Mais dans les affections aiguës, cette jouissance doit être absolument interdite, ce qui, dans ce cas, n'est le plus souvent pas pour le malade un grand sacrifice. L'abstinence absolue du tabac en poudre est nécessaire dans les maladies du nez et de l'arrière-gorge, car non seulement cette substance, continuellement en contact avec ces parties, doit certainement entretenir ou augmenter la maladie dont elles sont le siége, mais encore parce qu'elle peut très aisément troubler l'effet des remèdes dont l'action se dirige sur ce point. Il en est de même au sujet de la fumée du tabac, et notamment des cigares, surtout dans les affections des yeux et de la bouche.

DE L'AIR.

Après les aliments, l'air atmosphérique est pour l'homme le premier des besoins; aussi aura-t-on le soin de faire fréquemment renouveler l'air de l'appartement où couche le malade, et de l'entretenir aussi pur que possible. Il est surtout nécessaire que les fenêtres de la chambre où il couche soient fréquemment ouvertes, en évitant avec soin les courants. Toutes les fois que cela sera possible, on fera promener ou asseoir le malade à l'air libre, sec et pur ; cela est surtout nécessaire aux personnes affectées de maladies chroniques, et à celles d'un état sédentaire, parce que l'air de l'appartement, quelque soin qu'on y mette, n'est jamais exempt d'exhalaisons nuisibles, et que le séjour non interrompu dans cette atmosphère non renouvelée, occasione souvent des maladies ou les entretient.

A l'égard de la température de l'air, le malade peut la régler, d'après sa propre sensation, aussi long-temps que dure un véritable état de maladie. Certains maux exigent qu'on se tienne au frais ; d'autres, plus chaudement. L'air frais est surtout utile chez les jeunes gens dans les affections inflammatoires, les maladies aiguës, éruptives ou exanthématiques, en évitant toutefois que le malade se refroidisse ; mais une température plus élevée convient aux personnes âgées, et dans les maladies avec diminution des forces, faiblesse plus ou moins grande.

Lorsqu'on se tient habituellement trop couvert ou trop chaud, on acquiert une sensibilité maladive de la peau, et les moindres impressions atmosphériques produisent de fréquentes incommodités et souvent de graves maladies. Aussi les personnes chez lesquelles cette disposition n'est point le résultat ou l'effet d'une maladie actuelle, doivent-elles tâcher de perdre cette funeste habitude en s'exposant petit à petit et avec ménagement à l'action de l'air libre.

DE LA LUMIÈRE.

La lumière du soleil est, comme l'air, absolument nécessaire pour entretenir les forces, non seulement de l'œil, mais encore de tout le corps, et il n'en faut jamais priver le malade que dans les cas où le cerveau souffre particulièrement et dans quelques maladies des yeux.

DE L'EXERCICE.

L'exercice est indispensable au maintien, au rétablissement de la santé, à l'entretien et à l'accroissement des forces musculaires; aussi ne doit-il point être négligé dans les cas où l'état du malade le permet, comme dans, à peu près, toutes les affections chroniques et les convalescences des maladies aiguës. On aura donc le soin de faire faire au malade, tous les jours au moins, une heure de promenade en plein air ou dans la chambre, si autrement cela n'est pas possible. L'exercice le plus avantageux pour le corps, est la marche, et ce n'est que lorsque cette espèce de mouvement est rendue impossible par une trop grande faiblesse, des douleurs trop vives dans les membres ou autres causes, qu'il faut, s'il n'y a pas d'empêchements, ou monter à cheval, ou aller en voiture. Dans tous les cas on évitera les lieux bas et humides, ceux où règnent des odeurs pénétrantes bonnes ou mauvaises, la rosée et le serein.

Un exercice bien avantageux encore est l'occupation mécanique modérée, à laquelle le malade peut se livrer si ses forces et son état le lui permettent, surtout si sa vocation l'attache à des travaux d'esprit.

Les heures du jour les plus favorables pour faire de l'exercice sont, dans la matinée, depuis huit jusqu'à onze, et dans l'après-dînée, de trois à six; cela dépend toutefois des changements de la température, de la saison et de l'état de l'atmosphère. Il n'est pas convenable que les malades se livrent à des mouvements trop actifs, comme la course, ou tout exercice gymnastique, ou qu'ils se promènent immédiatement après le dîné, il vaut mieux qu'ils se reposent pendant une heure, ou qu'ils dorment pendant cet espace de temps, surtout s'ils y étaient accoutumés lorsqu'ils se portaient bien.

DU SOMMEIL ET DE LA VEILLE.

Le sommeil est le moyen qu'emploie la nature pour augmenter ou rétablir les forces du corps et de l'esprit diminuées ou perdues pendant la veille. Le malade doit bien plus soigneusement encore, que celui qui jouit d'une bonne santé, observer dans le sommeil et la veille la plus grande régularité. La nature a destiné la nuit au repos et le jour à l'action et au mouvement. Mais ce sont surtout les heures immédiatement avant et après minuit pendant lesquelles le sommeil est le plus réellement réparateur et, par cette raison, le malade doit se coucher au plus tard à neuf ou dix heures du soir. Dans le milieu du jour, ou aussitôt après le repas, une heure de sommeil auquel le besoin invite, peut comme je l'ai déja dit, être très utile.

Mais quelque nécessaire que le sommeil puisse être pour réparer les forces, il ne faut cependant pas dormir trop long-temps; car le sommeil prolongé produit une sorte de relâchement et certains malaises, qui, à la longue, peuvent avoir de fâcheuses suites. Un sommeil de sept à huit heures au plus est suffisant pour un adulte qui doit, autant que possible, se lever au plus tard à six heures du matin. Les enfants seulement ont besoin d'un sommeil un peu plus prolongé, et d'autant plus qu'ils sont plus jeunes.

Certains cas de maladie font exception à ces règles générales. Par exemple quand le malade éprouve de l'insomnie pendant la nuit, il faut bien qu'il dorme pendant le jour chaque fois qu'il en sent le besoin. De même ceux qui ont éprouvé de grandes pertes de forces doivent dormir plus long-temps et plus souvent. Il arrive cependant quelquefois que cette faiblesse n'est qu'une sorte de mollesse physique, et ce désir de dormir qu'un besoin factice qui est le résultat d'un défaut d'influence suffisante de l'esprit sur le corps. Dans de semblables cas il est nécessaire de surmonter autant que possible ce besoin par des occupations mécaniques ou morales, par la société, les distractions de tout genre, et qu'on ne se livre pas au sommeil plus long-temps que ne le prescrit la nature.

DES OCCUPATIONS MORALES.

Les travaux de l'esprit méritent aussi chez les malades des égards particuliers. Les personnes atteintes de maladies chroniques feront bien de se livrer pendant plusieurs heures par jour à quelques occupations intellectuelles, si toutefois leur profession ne les attache pas simplement à des travaux mécaniques. Ils doivent cependant éviter les contentions d'esprit trop prolongées, ou tout ce qui pourrait exiger de la part des facultés de l'intelligence de trop grands efforts, ou de trop profondes réflexions, à moins qu'ils en aient l'habitude. Le mieux sera de choisir le genre de travail pour lequel ils ont le plus d'inclination, de ne pas s'arrêter trop long-temps au même objet ou de passer alternativement à plusieurs. Dans les affections aiguës les malades sont rarement portés aux occupations morales; si par hasard ils veulent s'y livrer, ils doivent choisir des sujets agréables et faciles.

Pour les malades, quels qu'ils soient, les heures du jour seulement peuvent être consacrées au travail ou à l'étude.

Dans les maladies chroniques, où un penchant à l'inactivité du corps et de l'esprit prédomine, si d'ailleurs les forces de l'intelligence ne sont point affaiblies, et que ce penchant soit plutôt le résultat d'une mauvaise habitude que d'une cause morbide, il faut, autant que possible, tâcher d'accoutumer peu à peu le malade aux occupations spirituelles, surtout à celles qui réjouissent et distraisent, ou à des travaux physiques amusants, parce qu'il supportera mieux le traitement, et la guérison sera plus sûre. Mais il faudra toutefois se garder de se livrer à toute occupation sérieuse ou fatigante pendant une heure au moins, après avoir pris le remède, autrement on s'exposerait à en troubler les effets. Il en est de même des passions violentes, comme la colère, le chagrin, etc., qui peuvent avoir les mêmes résultats.

DES PASSIONS DE L'AME.

Les passions de l'ame ont en tout temps, et surtout pendant l'état de maladie, une influence décidée, ou bienfaisante, ou nuisible, sur la santé de l'homme. Les passions qui exaltent, ainsi que celles qui abattent l'esprit, comme la colère, le dépit, le chagrin, les peines morales, l'effroi, la peur, le souci, l'amour-propre mortifié, l'ambition non satisfaite, etc., agissent très préjudiciablement sur le corps et doivent être soigneusement évitées. Ainsi les malades qui, par tempérament ou par la nature de leur maladie, sont très irritables, ou disposés à l'emportement, à la colère ou au chagrin, etc., se garderont-ils autant qu'il sera en eux de s'y abandonner et devront éviter toutes les occasions qui pourraient les provoquer.

Les passions douces, les mouvemens expansifs et tendres, les affections de l'ame, les sensations de joie et de plaisir ont au contraire une influence favorable; mais encore faut-il qu'ils soient modérés, car ils peuvent encore être préjudiciables s'ils passent certaines bornes.

Il est certains penchants auxquels ne doivent point

se livrer les personnes affectées de maladies aiguës, celles dont le corps est très affaibli, ainsi que celles dont les souffrances consistent dans un état pathologique de certains organes, ou dont la maladie est occasionée par quelque accès.

DE LA PROPRETÉ DU CORPS.

La propreté du corps est encore plus nécessaire, s'il est possible, pour le malade que pour le bien-portant. Il faut fréquemment changer de linge et laver souvent dans l'eau, sans aucune addition, les parties exposées à l'air, comme le visage, le cou et les mains. Dans le cas de maladies aiguës, surtout éruptives, on doit quelquefois s'en abstenir. Toujours faut-il avoir la précaution de ne pas s'exposer à aucun refroidissement, ce que l'on évitera en se servant de l'eau tiède pour se laver et en essuyant de suite les parties mouillées avec du linge chaud. Les personnes affectées de maladies chroniques n'ont pas besoin d'aussi grandes précautions : elles peuvent se laver avec de l'eau tiède, et même froide, suivant la saison.

Dans le régime homœopathique il n'y a que les BAINS d'eau de rivière, et dans lesquels il ne faut rien ajouter que l'on puisse permettre, et leur nécessité ou inconvénient doit être jugé par le médecin.

DES COSMÉTIQUES.

Pour tout cosmétique on ne pourra se servir que de l'eau pure ou tout au plus de quelque décoction mucilagineuse, de l'huile d'olive, d'amende douce, ou du cérat sans aucun parfum. L'usage des essences, du musc, de l'éther, du vinaigre, des sels volatils, des huiles, pommades ou savons parfumés, des eaux spiritueuses aromatiques, du succin, de l'encens, des vapeurs odoriférantes, et généralement de tout ce qui a une odeur forte et pénétrante sera sévèrement interdit.

On se nettoiera les dents avec le pain brûlé réduit en poudre fine, et l'on ne se rincera la bouche qu'avec de l'eau pure.

DE L'HABITATION.

L'habitation du malade doit être située dans un lieu salubre, s'il est possible, élevé, exposée à l'orient ou au midi, éloignée des usines, des égoûts, de toute émanation nuisible, où l'air puisse fréquemment se renouveler, dans laquelle le soleil ait un accès facile, et où l'on puisse se garantir, suivant la saison, et d'un froid rigoureux, et d'une trop forte chaleur.

Les habitations des campagnes, des quais et des rues spacieuses des villes offrent la plupart de ces avantages ; mais les quartiers populeux, les rues étroites, les étages inférieurs, les logements bas, sont loin d'avoir les conditions hygiéniques convenables. On y suppléera, autant que possible, par un redoublement d'attention et de soin, dans les cas très nombreux où le malade ne peut changer de demeure.

L'appartement du malade, quel qu'il soit, ou du moins la chambre qu'il habite, doit être entretenue dans la plus grande propreté possible et aérée souvent, même dans l'hiver, mais pendant le jour seulement. On en éloignera toute substance odorante, toute espèce de fleur ou parfum quelconque. Il faut, autant qu'on le pourra, ne pas renfermer les lits dans des alcoves étroites, et ne faire rester auprès du malade que le nombre de personnes strictement nécessaires à son service.

Je ne me suis attaché ici qu'à indiquer les règles générales de conduite à observer dans le régime pendant le traitement des maladies par la méthode homœopathique, me réservant de donner à ce sujet plus de développement dans l'ouvrage que je me propose de publier sur l'ensemble de la nouvelle doctrine médicale. Le médecin seul peut déterminer ou préciser l'application de ces règles hygiéniques susceptibles d'une foule de modifications suivant l'âge, le tempérament, les circonstances individuelles, le genre de vie du malade et, surtout, suivant l'espèce de maladie dont il est atteint.

Rapou, d. m. P.

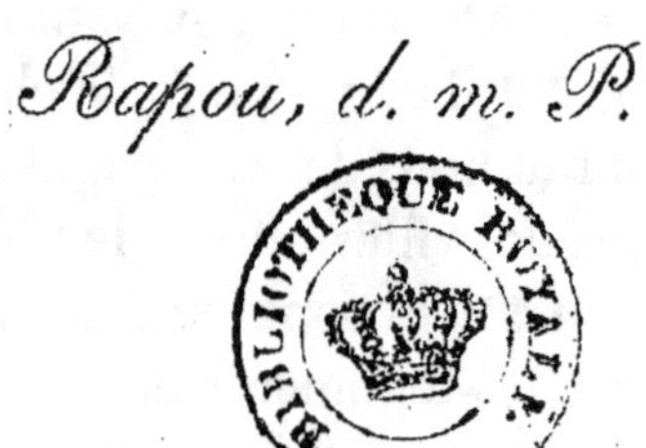

LYON. IMPR. DE LOUIS PERRIN, RUE D'AMBOISE, 6.
(Quartier des Célestins.)